AF467998

LE TABAC
LE HASCHISCH
LES FUMEURS D'OPIUM

CONFÉRENCE

Faite aux Membres de la Société de Secours mutuels **l'Alliance**,

DANS LA SÉANCE SEMESTRIELLE DU 22 AOUT 1869,

PAR LE Dr E. NICOLLE,

Médecin adjoint à l'Hôtel-Dieu et au Lycée impérial, Médecin de la Société de Secours mutuels l'ALLIANCE, Secrétaire de la Société des Amis des Sciences naturelles de Rouen, Membre correspondant (lauréat) de la Société de Médecine de Louvain, etc.

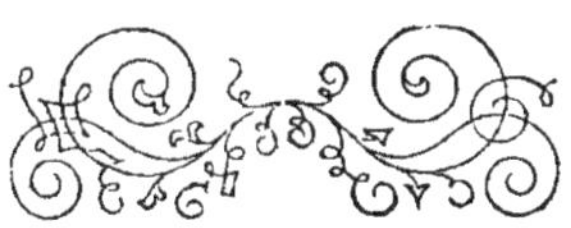

ROUEN

IMPRIMERIE DE GIROUX,

Rue de l'Hôpital, 25.

1869.

> Je ne vois pas de créature
> Se comporter modérément ;
> Il est certain tempérament
> Que le maître de la nature
> Veut que l'on garde en tout, le fait-on ? Nullement
> (LAFONTAINE).

MESSIEURS,

Avec nos mœurs, nos passions, nos misères, l'homme ne meurt pas, il se tue, a dit *Flourens*; on ne saurait taxer d'exagération la proposition de l'éminent physiologiste quand on considère ce besoin immodéré qui pousse les peuples de toutes les races à rechercher, pour exciter leurs sens et stimuler leur esprit, des agents particuliers qui, le plus souvent, n'arrivent qu'à détériorer leur santé et à énerver leur intelligence.

Chez les nations des pays tempérés, l'abus des *boissons alcooliques* fait chaque année un grand nombre de victimes et l'excès du *tabac* est loin d'être aussi innocent que beaucoup de personnes le supposent. En *Chine* l'usage de *l'opium* est général; cette habitude s'est répandue dans l'*Inde*, en *Turquie*, en *Egypte*, et cependant quels épouvantables ravages ne produit pas l'ivresse opiatique? Chez les Orientaux, l'amour immodéré pour le *haschisch*, dont les premiers effets sont, il est vrai, remplis d'attraits, conduit aux plus tristes conséquences.

L'année dernière je vous ai longuement entretenus des maux incalculables qu'entraîne à sa suite le vice de l'ivrognerie; permettez-moi d'appeler aujourd'hui votre attention sur le dommage que cause à la santé publique l'emploi du *tabac*, du *haschisch* et de *l'opium*.

LE TABAC.

L'introduction du *tabac* du Nouveau-Monde en Europe remonte à plus de trois siècles. Avant la découverte de l'Amérique, les Indiens le considéraient surtout comme une plante médicinale et les prêtres du grand Dieu *Kiwasa* en respiraient la fumée pour se procurer une sorte d'ivresse pendant laquelle ils rendaient leurs oracles. Cet usage (de fumer le tabac) se répandit bientôt parmi les indigènes et, lorsqu'en 1492. *Christophe Colomb* et ses compagnons découvrirent le nouveau continent, ils ne virent pas sans étonnement les habitants, hommes et femmes. tenir à la main un rouleau fait des feuilles de cette plante qu'ils appelàient *petun*, dont ils avaient allumé un bout tandis qu'ils aspiraient la fumée par l'extrémité opposée. A l'exemple des Indiens, les nouveaux conquérants s'habituèrent peu à peu à fumer cette herbe (1).

En 1518, le missionnaire espagnol, *Fray Romano Pane*, en envoya des graines à Charles-Quint. Soumise à la culture, la nouvelle plante passa d'Espagne en Portugal et ces deux pays en dotèrent bientôt le reste de l'Europe, à l'exception de l'Angleterre, qui la reçut directement du Brésil, par l'amiral Drake, en 1585, et de la Turquie, qui en dut la connaissance aux Anglais, en 1600.

---

(1) Les Espagnols l'ayant observée pour la première fois aux environs de la ville de *Tabago*, sur le *golfe du Mexique*, lui donnèrent le nom de cette ville dont nous avons évidemment tiré notre nom de tabac.

(RICHARD).

Le tabac ne fut introduit en *France* que vers 1560 par *Jean Nicot*, ambassadeur à la cour de *Portugal*, qui en offrit une petite quantité à *Catherine de Médicis* ; il dut à cette double circonstance d'être désigné chez nous sous les noms de : *Nicotiane* ou d'herbe à la reine, herbe Médicée ; on l'appela aussi *herbe du grand Prieur*, parce qu'un prince de la maison de *Lorraine*, qui était grand prieur de *France*, contribua beaucoup à la mettre à la mode.

Malgré ces hautes protections, l'usage du tabac ne se répandit pas en *France* dès le moment de son introduction ; car *Olivier de Serres*, contemporain de *Henri IV*, n'en parle que comme d'une plante curieuse par ses usages en médecine.

A son origine, l'herbe à la reine passa pour une panacée universelle; ses propriétés merveilleuses furent exaltées, les Jésuites écrivirent même en sa faveur une apologie brillante ; mais bientôt une réaction se produisit, on considéra la nicotiane comme une drogue dangereuse, source de tous les maux ; les gouvernements la proscrirent. *Christian IV*, roi de *Danemarck*, en défendit l'usage dans ses États.

« Mahomet IV, qui haïssait fort le tabac, et surtout les incendies causés par les fumeurs, faisait sa ronde pour les surprendre, et en faisait pendre autant qu'il en trouvait après leur avoir fait passer une pipe au travers du nez (Tournefort, *Voyag.*, T. II, p. 307). Plusieurs papes, à commencer par *Urbain VIII*, excommunièrent les individus qui prisaient dans les églises. En *Russie*, les délinquants eurent à redouter l'amputation du nez. En *Angleterre* et en *Suisse*, l'usage de la pipe et de la tabatière fut interdit. En *France*, la *Sorbonne* s'en mêla.

Fagon, premier médecin du roi Louis XIV, soutint une thèse publique, où les pernicieux effets du tabac étaient exposés et prouvés par de nombreux exemples: seulement, comme l'orateur puisait souvent dans sa tabatière pendant son argumentation, il ne parvint pas à convaincre ses auditeurs, et les élégants seigneurs de la cour du grand roi continuèrent, non-seulement à introduire la poudre de tabac dans leur nez, mais encore ils croyaient de bon ton d'en montrer leurs habits barbouillés: la persécution ne put rien et le tabac vainquit ses adversaires.

« L'introduction du tabac en *Europe*, offre (disent
« MM. Mérat et Delens) une de ces époques singulières
« dans l'histoire des bizarreries humaines : une herbe
« fétide, répugnante, fumée par les sauvages de certains
« cantons de l'Amérique, est à peine connue, que son em-
« ploi se répand non-seulement dans tout l'univers ci-
« vilisé, mais encore parmi les nations les plus loin-
« taines, en communication avec les Européens : on a dit
« de lui, avec justesse, qu'il a conquis le monde en
« moins de deux siècles. »

Le gouvernement français fut le premier qui sentit le parti avantageux qu'il pourrait tirer de cet engoûment général : il frappa le tabac d'un impôt qui devint la source d'un revenu immense.

En 1719, la Compagnie des Indes obtint, moyennant un prêt à l'Etat de 1,200 millions, d'approvisionner le royaume exclusivement en tabacs étrangers. On établit cette culture dans la *Louisianne* : elle ne réussit pas.

Le commerce en redevint libre jusqu'en 1811, époque où *Napoléon Ier* rétablit le monopole.

« On aura facilement une idée de l'immense progres-
« sion de l'usage du tabac en France par celle des
« chiffres de comparaison qui suivent :

« En 1832, l'impôt fiscal du tabac ne rapportait en-
« core au trésor que 28 millions, chiffre resté presqu'in-
« variable depuis 1792, les 2/3 étant attribués au tabac
« à priser, un 1/3 au tabac à fumer.

« En 1842, le tabac donnait déjà un revenu de 80
« millions dont le 1/3 seulement de tabac à priser, et
« les 2/3 en tabac à fumer.

« En 1852, le revenu du tabac s'élevait à près de 120
« millions dont le 1/4 au plus pour le tabac à priser, les
« 3/4 environ pour le tabac à fumer.

« En 1862, le chiffre du revenu du tabac a pu s'élever
« à 180 millions.

« En 1863, on parla du chiffre brut de 216 millions,
« représentant un sixième seulement pour le tabac à
« priser, le reste pour le tabac à fumer. »

(Joly, *Etudes médicales sur le tabac*, Académie de médecine, février 1865.)

Un accroissement notable s'est encore produit depuis la publication du mémoire auquel nous avons emprunté les chiffres précédents, car, en 1867, l'impôt a donné 247,661,000 francs.

Le *tabac* appartient à la famille des *Solanées* et au genre *Nicotiane*, c'est une grande et belle plante qui peut atteindre, à l'état cultivé, jusqu'à deux mètres de hauteur ; elle est pubescente et glutineuse dans toutes ses parties; sa tige est droite, cylindrique, se ramifiant au sommet; ses feuilles, sessiles et décurrentes, sont alternes, ovales, lancéoles; les fleurs sont en grappe, le calice est tubuleux, campanulé, la corolle infundibuliforme, offre un limbe étalé à cinq lobes; sa couleur est d'un rose violacé; les étamines sont au nombre de cinq; l'ovaire biloculaire présente à sa base un nectaire épais; le stigmate est capitulé; la capsule ovoïde, bivalve, contient des graines très-petites, presque réniformes; toutes les parties du végétal, les feuilles surtout, exhalent une odeur désagréable qui, par la dessication, devient très-pénétrante. Les différentes espèces du genre *Nicotiane* se rapprochent, par leurs propriétés, du *Nicotiana tabacum*; on les emploie aux mêmes usages.

Les variétés de tabac connues dans le commerce et dans la grande culture, sont :

1° Le tabac à larges feuilles ou de la Floride (N. tabacum, Lin).

2° Le tabac à feuilles étroites ou de la Virginie (N. fruticosa Lin).

3° Le petit tabac ou tabac rustique (Nicotiana rustica, Lin), principalement cultivé en Hongrie.

Plus, les variétés exotiques, le *Kentuky*, le *Maryland*, le *Havane*, etc.

La facilité avec laquelle le tabac s'accommode de tous les climats lui permet de pousser dans les quatre parties du monde.

AMÉRIQUE. — Brésil, — Virginie, — Maryland, — Louisianne, — Havane, — Macouba, — Tabago, — Saint-Vincent.

Asie. — Philippines, — Bornéo.

Afrique. — Tunis, — Alger.

Europe. — Espagne, — Italie, — France, — Belgique, — Allemagne, — Prusse, — Silésie.

En *France*, la culture du tabac n'est pas libre; aux termes de la loi, elle ne peut avoir lieu que dans les départements autorisés par le chef de l'Etat. Limitée dans le principe à huit départements, elle se fait aujourd'hui dans dix-neuf, non-compris la *Corse* et l'*Algérie* qui ne sont pas soumis au monopole; elle occupe 1,500 hectares et compte 37,000 planteurs.

Cultiver le tabac est un privilége uniquement personnel; son exercice est soumis à un grand nombre de formalités et entraîne une surveillance incessante. Les planteurs sont sous la dépendance absolue de la Régie. On enregistre, non-seulement le nombre des pieds de tabac poussés dans un champ dont la contenance est exactement connue, mais encore le nombre des feuilles de chaque tige. Le tabac planté sans autorisation est détruit aux frais du délinquant, qui,en outre, est condamné à une forte amende. Cependant, comme amateur ou comme botaniste, on peut, dans un jardin enclos, cultiver moins de 20 pieds de nicotiane ; les cultivateurs qui ne peuvent employer les graines de leur choix (l'expérience ayant prouvé que certains tabacs prospèrent dans tel terrain et dépérissent dans tel autre), sèment, chaque année, celles qui leur sont remises, dans le courant de mars, quand les gelées ne sont plus à craindre, dans la proportion d'une cuiller à café pour treize mètres carrés;

ces semis se pratiquent sur une plate-bande bien préparée, bien ameublée, bien fumée, exposée au soleil et abritée contre les vents du Nord.

Vers la fin de mai, on repique le plant, puis, au bout de quelques semaines, on procède au *buttage,* après avoir détruit les feuilles seminales, qui sont presque toujours jaunes et terreuses. Pendant son accroissement, le tabac exige de très-grands soins, on doit opérer de fréquents *sarclages* et deux ou trois labours selon les localités.

Lorsque la plante est arrivée à un développement tel que les tiges commencent à fleurir, on modère la végétation par l'*écimage*; cette opération consiste à enlever le bourgeon terminal.

En même temps que l'on écime, il faut achever l'enlèvement des feuilles séminales qui ont échappé au nettoiement lors du buttage, *épamprement. L'écimage* ayant pour effet de produire, en faisant refluer la sève, des bourgeons à l'aisselle des feuilles, il est indispensable de les enlever à mesure qu'ils se développent, *ébourgeonnement.* Quand les feuilles,qui étaient d'un vert vif,prennent une couleur jaunâtre et développent l'odeur caractéristique du tabac, on procède à la récolte, qui a lieu vers le mois d'*août.* On cueille d'abord les feuilles basses dites feuilles de terre et on les porte au séchoir : quelques jours après on enlève les feuilles intermédiaires puis enfin celles de la couronne. Toutes ces feuilles doivent être détachées avec grand soin et sans enlever la portion de tige qui adhère au pétiole.

Outre les intempérances du temps (sécheresse, longues pluies, brouillards), la nicotiane a des ennemis dans le règne végétal et dans le règne animal : l'*orobanche*, plante parasite qui s'attache à sa racine et empêche son développement; les limaces, qui dévorent les feuilles, une sauterelle verte (*Laucusta vividissima*), qui se nourrit du parenchyme de la tige ; deux punaises, grise et bleue, qui font périr les pieds sur lesquels elles s'établissent.

Au fur et à mesure de la cueillette, les feuilles de chaque plante sont placées sur le sol, le pétiole tourné vers le soleil; puis, lorsqu'elles sont assouplies et ont subi un commencement de dessication on les porte dans de grandes corbeilles ou mises en bottes et reliées par de larges bandes de toile (un lien trop étroit les ferait noircir en les comprimant) dans des séchoirs aérés où elles se dessèchent lentement sous l'influence de l'air ambiant; aussitôt secs, les tabacs seront enlevés des séchoirs, et placés dans des magasins bien fermés, par masses serrées jusqu'à ce que, convertis en *manoques* (1), ils soient livrés à la Régie.

Les manoques arrivent dans les manufactures dans des boucauts, des mannes ou des ballots de grosse toile.

Après leur arrivée, les *boucauts* sont ouverts et la plante soumise à l'*époulardage ;* cette opération consiste à délier les manoques, à séparer les feuilles, à en faire le triage et à les ranger par catégories. Elles subissent ensuite la *mouillade* (sauce) ; on les arrose avec une solution de 10 kilogrammes de sel marin pour 100 litres d'eau ; lorsqu'elles ont été suffisamment ramollies et que

---

(1) Les manoques sont des paquets composés de feuilles de même longueur, même couleur et même qualité.

leur souplesse est revenue, on les *écote*, c'est-à-dire que l'on enlève la cote moyenne et les grosses nervures, puis elles passent dans les différents ateliers où elles doivent subir diverses préparations.

« On croit assez généralement qu'il suffit de pul-
« vériser, de hacher, de rouler une feuille de
« tabac pour pouvoir priser, fumer ou chiquer; l'on se
« trompe. Pour obtenir le tabac sous ses formes princi-
« pales, sous forme de rapé, c'est-à-dire de poudre,
« de *scaferlati* ou tabac à fumer, de Roles (tabac à mâ-
« cher), de cigares, ce n'est pas trop de tout ce que l'on
« sait aujourd'hui en chimie et en mécanique. »

(Maxime Du Camp.)

Le monopole ne donne, du reste, un rendement aussi considérable à l'État que par le remarquable agencement des diverses parties de l'entreprise : les achats, les mélanges, le travail, sont confiés à des Ingénieurs sortis tous de notre brillante Ecole-Polytechnique.

On prépare le tabac à fumer (scaferlati) en torréfiant à 120 0/0 les feuilles préalablement hachées, mouillées avec de l'eau salée et écotées. Comme, au sortir des fours à torréfaction, le tabac conserve encore beaucoup d'humidité, on l'en prive complètement en l'étalant dans des séchoirs où passe un courant d'air chaud à 16° ou à 20° ; une fois sec, il est mis en paquets. On fabrique dans les manufactures françaises trois espèces de scaferlati : 1° tabac ordinaire ou tabac caporal, fait avec un mélange de feuilles indigènes et de feuilles étrangères; 2° tabac de cantine, feuilles indigènes de qualité inférieure et déchets provenant de l'écotage de tabacs étrangers ; 3° tabacs étrangers composés exclusivement des espèces suivantes : *Virginie, Maryland, Varinas, Porto-Rico, Latakié.*

Les feuilles choisies pour la confection des cigares passent à l'atelier des *cigarières*. Là, on les roule les unes sur les autres, puis, après leur avoir donné la forme voulue, on les enveloppe d'une feuille de choix ou chemise dont les bords sont fixés avec de la colle de pâte ; après avoir été séchés à 20 ou 24° pendant huit jours, les cigares sont renfermés dans des caisses le plus longtemps possible.

Les cigares ordinaires sont faits avec des feuilles indigènes; il existe trois espèces de cigares étrangers :

1° Ceux de France, fabriqués dans nos manufactures avec des feuilles provenant d'Amérique ; 2° de la Havane ; 3° de Manille, qui arrivent tout fabriqués.

Le tabac à chiquer (1) n'est pas en feuilles, mais en corde ou en ficelle (BITORD). Les rôles ordinaires ont l'intérieur en tabac commun et la robe en Virginie; les rôles menu filés sont confectionnés avec du tabac de qualité supérieure.

La préparation du tabac à priser est plus compliquée, parce qu'elle a pour objet de favoriser la fermentation que l'on cherche à éviter avec soin dans les autres formes. Les feuilles, après avoir été mouillées et hachées en fines lanières, sont entassées dans de grandes cases à plan-

---

(1) La confection du tabac à mâcher comprend plusieurs opérations : le filage, s'exécutant à l'aide d'un rouet, le roulage et le ficelage.

cher et parois en bois de chêne, et soumises, hors de l'influence de l'air, à une fermentation qui dure cinq à six mois ; elles sont ensuite râpées et tamisées, puis subissent une seconde fermentation qui ne dure pas moins de neuf à dix mois (1).

Les luttes que le tabac eut à soutenir lors de son introduction parmi-nous, se sont renouvelées plus vives que jamais depuis quelques années ; en effet, si la *nicotiane* compte d'ardents défenseurs, qui l'innocentent de toute action nuisible sur la santé, la dotent de certains charmes, la considèrent comme dissipant les chagrins et en font l'unique remède de cette maladie terrible qui s'appelle l'ennui, elle a aussi des adversaires convaincus parmi lesquels se rangent des observateurs d'élite, tels que MM. Joly, Decaisne, Louis Dumesnil, de Rouen, Bertillon et Victor Meunier et qui l'accusent, preuves en mains, d'être la source d'une foule de maladies et veulent qu'on en proscrive l'usage. En effet, il est bien difficile de considérer comme inoffensive une plante dont la thérapeutique ose à peine se servir et dont la science a constaté depuis longtemps les propriétés vénéneuses ; en effet, il suffit de consulter les auteurs qui ont écrit sur le tabac pour trouver de nombreuses observations d'empoisonnement par cette substance. Tout le monde sait que le poète *Santeuil* mourut pour avoir bu un verre de vin dans lequel on avait mis du tabac. Le savant chimiste Fourcroy cite

(1) Les tabacs fabriqués à l'étranger, de quelques pays qu'ils proviennent, sont prohibés à l'entrée du territoire à moins qu'ils ne soient importés pour le compte de l'État.

une jeune fille qui succomba dans les convulsions pour avoir couché dans une chambre où l'on en avait râpé une grande quantité.

Murray rapporte que trois enfants furent affectés de vomissements, de vertiges et moururent en 24 heures pour avoir eu la tête frottée avec un onguent dont la nicotiane faisait partie.

L'huile empyreumatique noirâtre, qui se dépose au fond de certaines pipes, possède une action des plus délétères. Le *docteur Fautrel* a vu un grenadier succomber après en avoir avalé par gageure une cuillerée à café. *Redi* fit promptement périr des poules en leur passant sous la peau un fil trempé dans ce liquide ; une vipère dans la plaie de laquelle il en introduisit quelques gouttes fut prise aussitôt d'accidents convulsifs qui se terminèrent par la mort au bout de quelques secondes.

Les ouvriers qui travaillent dans les manufactures de tabac sont, au dire de *Romazini* et de *Cadet-Cassicourt,* fort incommodés par les émanations de ce végétal : ils éprouvent des douleurs de tête très-violentes, des vertiges, des tremblements, de la diarrhée, des vomissements, de l'inappétence : beaucoup sont obligés de suspendre leurs travaux de temps à autre, certains même ne peuvent jamais s'acclimater.

On ne devra pas s'étonner de ces résultats quand on saura que le principe actif du tabac, *la nicotine* (1), est un des toxiques les plus puissants.

---

(1) Soupçonnée par *Vauquelin* et *Ortigaza*, M. Barral est le premier qui l'obtint à l'état de pureté.

Sa violence, dit M. le docteur Mélier, ne peut être comparée qu'à celle de l'acide prussique ; elle produit sur les animaux les phénomènes les plus remarquables, et tue à la dose de quelques gouttes. »

M. Claude Bernard, professeur au Collége de France, a fait sur les animaux un grand nombre d'expériences qui prouvent que ce poison atteint surtout les centres nerveux ; l'effet de la nicotine sur la moelle épinière est remarquable ; les animaux empoisonnés éprouvent des tremblements du corps et des membres; ils se relèvent pour retomber sur le ventre ou sur le flanc ; ils poussent des cris plaintifs, et leurs convulsions ont quelque chose qui ressemble au tétanos ; les pulsations du cœur sont si fortes et si tumultueuses qu'on ne peut les compter, les mouvements respiratoires s'arrêtent et la mort est inévitable.

La nicotine est absorbée, quand on fait usage de tabac, quelle que soit la forme sous laquelle on l'emploie; on ne saurait prétendre aujourd'hui le contraire après les recherches de *Stas*, d'*Orfila* et celles plus récentes (1859 et 1865) de M. Morin, professeur à l'École de pharmacie de Rouen, qui a retrouvé des traces de ce poison non-seulement dans les viscères de priseurs et de fumeurs, mais encore jusque dans les urines d'ouvriers employés à la manufacture de Dieppe.

Le tabac est employé de trois manières : *on le prise*, *on le chique*, *on le fume*. Nous examinerons successivement les inconvénients attachés à chacun de ces trois modes.

TABAC A PRISER.

L'usage d'introduire de la poudre de tabac dans ses narines est tout européen. Il fut à son origine préconisé sous cette forme contre la migraine, et certains praticiens le conseillent encore aujourd'hui dans cette singulière maladie ; les premiers effets de la poudre de tabac sont d'irriter la muqueuse nasale, de provoquer l'éternuement et d'augmenter la sécrétion du mucus. Si l'on continue à priser, la finesse de l'odorat s'émousse, la pituitaire s'indure et s'épaissit sous l'influence des titillations répétées et de l'ingurgitation de doses de plus en plus fortes de l'agent irritant ; elle peut même devenir le siége de polypes. Les ailes du nez, la lèvre supérieure s'épaississent, deviennent rouges, des mucosités noirâtres s'écoulent des narines. L'odeur de l'haleine et des habits des priseurs font de leur personne, surtout dans la vieillesse, un objet de dégoût.

La poussière de *nicotiane* peut dépasser les voies nasales, pénétrer jusque dans les bronches et agir comme un toxique actif. Nous n'en voulons pour preuve que l'exemple suivant, emprunté au docteur Beau :

Ce médecin fut appelé à donner des soins à un employé, sujet à de fréquents accès caractérisés par une douleur du côté du cœur avec tendance à la défaillance, faiblesse dans les membres, pâleur de la face, petitesse du pouls, troubles de la vue, palpitations, etc. La cause de ces accidents fut longtemps inconnue, et le traitement n'eut aucun succès, jusqu'au jour où M. Beau, en voyant des crachats roussâtres, apprit que le malade prisait beaucoup. La tabatière fut supprimée et les accès disparurent.

TABAC A CHIQUER.

De toutes les manières de consommer le tabac, la plus repoussante est celle qui consiste à l'introduire dans la bouche et à l'y laisser jusqu'à ce que la salive en ait épuisé les principes irritants. Quoiqu'en ait prétendu *Forget* (hygiène maritime), c'est une coutume nuisible et dangereuse; les individus qui chiquent en éprouvent des effets d'irritation très-prononcés. Une sécrétion copieuse de salive, de la chaleur de la bouche et parfois une véritable inflammation des gencives, du gosier, etc. Comme les mâcheurs de tabac ont toujours leur chique dans la cavité buccale, ils peuvent avec leurs aliments et leurs boissons en avaler le suc, ce qui, à la longue, détermine une irritation chronique de l'estomac qui peut devenir le point de départ de maladies très-graves de ce viscère. La science signale plusieurs cas d'empoisonnements survenus chez des individus qui, pendant leur sommeil, avaient dégluti leur rôle.

M. Fonsagrives rapporte qu'en 1842, pendant la campagne de la *Malouine*, un matelot nègre ayant avalé sa chique en dormant, se réveilla avec des vomissements, des nausées accompagnées d'agitation, de mouvements convulsifs de la face et des membres, accidents que dissipa un traitement approprié. (*Hygiène navale*, Paris, 1856, p. 736).

TABAC A FUMER.

L'habitude de fumer est aujourd'hui universellement répandue ; c'est plus qu'un besoin, c'est un appétit à satisfaire. On fume partout : dans la rue, sur les promenades publiques, dans l'atelier de l'artiste, dans les salons et même jusque dans la chambre nuptiale. Cette passion envahissante a gagné tous les milieux, conquis tous les mondes, entraîné tous les âges, etc. L'adolescent, le jeune ouvrier, le collégien recherchent la pipe et le cigare comme un signe d'émancipation et de virilité. Cependant, au début, les apprentis fumeurs sont obligés de se faire violence pour supporter l'impression désagréable du tabac ; ils éprouvent une salivation abondante, et bientôt tous les phénomènes de l'ivresse avec indigestion, nausées, malaise général, céphalalgie, vertiges, vomituritions, vomissements, tendance à la syncope, etc.

Si l'on persiste à fumer, ces accidents ne sont plus appréciables : mais on serait dans l'erreur si l'on croyait avoir acquis une immunité complète et l'on confondrait deux choses essentiellement différentes : la tolérance et l'innocuité. Cela est d'autant plus vrai que certains fumeurs ne sauraient sans inconvénient dépasser la dose à laquelle ils sont accoutumés. Deux individus, habitués au tabac, moururent empoisonnés pour avoir fumé l'un dix-sept, l'autre dix-huit pipes. — Il n'est pas non plus sans inconvénient de séjourner dans une atmosphère saturée de fumée de nicotiane :

« Un jeune homme de dix-sept ans était venu voir son

oncle, attaché au service d'une ferme, où il occupait une chambre étroite et peu aérée. L'oncle rentra le soir en compagnie de deux camarades et tous trois se mirent à fumer jusqu'à minuit; l'atmosphère de la chambre était tellement chargée de fumée, qu'on se voyait à peine. Les deux compagnons s'étant retirés, l'oncle se mit en mesure de se coucher auprès de son neveu, mais au moment où il entrait dans son lit, il s'aperçut que le pauvre enfant était tout froid. Il appelle de tous côtés, l'on accourt, et, après quatre heures de vains efforts pour le rappeler à la vie, il succombe à tous les accidents d'asphyxie et de congestion cérébrale. (*Journal de chimie et de toxicologie*, t. XV. »

« Pour peu que l'on observe les fumeurs, on trouve facilement en eux les caractères physiologiques de leur profession. Bien qu'ils ne s'en aperçoivent pas toujours eux-mêmes, ils ont le teint plus animé, les yeux rouges et injectés, une expression de physionomie fatiguée qui n'échappe guère à des gens attentifs; ils éprouvent ordinairement une soif plus ou moins vive, qu'entretient un sentiment de chaleur de la bouche et de la gorge. » (JOLY). Ils ont peu d'appétit, leurs digestions sont lentes et pénibles, leur facies est pâle, ils maigrissent rapidement. L'action périodique exercée sur le système nerveux par les inhalations du tabac amène des phénomènes d'excitation suivis de dépression ; les grands fumeurs passent généralement pour être indolents et phlegmatiques ; il est vrai d'ajouter avec M. le docteur *Morel*, médecin en chef de l'asile des aliénés de Saint-Yon, que l'habitude de fumer existe rarement isolée, que les fumeurs se livrent d'ordinaire à des libations énormes de bière et même d'alcool et qu'ils ne semblent éprouver de plaisir qu'à fumer en commun dans l'atmosphère fétide et viciée des tabagies; mais c'est surtout quand il s'agit de l'enfance et de la jeunesse, âges auxquels le développement incomplet des organes et la grande susceptibilité du système nerveux encéphalo-rachidien, rendent éminemment nuisible l'effet de toute substance narcotique sur les centres nerveux, que l'influence du tabac est la plus nuisible et entreprend son œuvre de destruction. « Il amoindrit les facultés intellectuelles et morales de l'individu au moment où elles ne demandent qu'à se développer par la culture : il gâte le fruit en étiolant la fleur. » (DUMESNIL).

Cependant un médecin, M. Demeaux, a eu l'étrange idée de proposer l'usage de fumer comme mesure salutaire à introduire dans le régime des Lycées. (Académie des Sciences, juillet 1862).

A cette singulière proposition, on doit opposer les remarques de M. le Dr Decaisne, qui a étudié d'une manière toute particulière les effets du tabac sur les adolescents. Les recherches de ce savant lui ont permis de constater chez les enfants fumeurs, de l'amaigrissement, de la pâleur du visage, une altération profonde des éléments du sang, des palpitations de cœur, des troubles digestifs, de la paresse de l'intelligence et un goût plus ou moins prononcé pour les liqueurs fortes.

Chaque jour on découvre de nouveaux inconvénients dus à la puissance délétère du tabac. Les fumeurs ont en général les gencives et les lèvres rouges et tuméfiées, parfois ramollies; la muqueuse de la bouche, de la langue et du larynx est dans un état inflammatoire continuel ; la voix est souvent rauque et voilée, les dents prennent une coloration jaunâtre. elles s'ébranlent, leur émail s'altère, elles se carient.

Le contact répété de la pipe et du cigare sur le même point de la lèvre inférieure, prédispose au cancer (Velpeau). M. Leroy d'Étioles, dans une statistique générale de cette redoutable affection, a trouvé le squirrhe de la lèvre une fois et demie sur cent chez la femme, et vingt-six fois sur cent chez l'homme. Les glandes salivaires souvent hyperthrophiées (Dumesnil) sécrètent un flux immodéré de salive : si ce liquide est expectoré en grande quantité, il en résulte des désordres graves dans les fonctions digestives : si, au contraire, il est entraîné dans l'estomac, saturé des principes nuisibles que lui cède la fumée de tabac, il peut, par l'irritation répétée qu'il provoque sur la muqueuse, devenir les sources des gastralgies violentes, voire même d'ulcères simples ou cancéreux de l'estomac Le cœur, les poumons sont souvent troublés dans leurs fonctions, par l'action que la nicotiane exerce sur le système nerveux.

Le Dr Beau, professeur agrégé à la Faculté de médecine, communiquait à l'Académie des Sciences, en juin 1862, un travail dans lequel il faisait ressortir que la fumée de tabac était une des causes les plus fréquentes de l'angine de poitrine: cette maladie est fort grave, elle survient subitement par attaques qui durent de quelques minutes à une heure et qui sont caractérisées par un sentiment insupportable d'angoisse à la région du cœur avec douleur s'irradiant dans toute la poitrine et les membres supérieurs. Le cœur est l'organe affecté dans l'angine de poitrine ; le trouble douloureux dont il est le siége, va parfois jusqu'à suspendre complètement ses mouvements de contraction, et la mort subite survient comme résultat de cette grave lésion fonctionnelle (Beau). Parmi les observations nombreuses que renferme le mémoire de Beau, professeur, nous en citerons une qui paraît des plus probantes.

« Un petit rentier d'une soixantaine d'années, passe la plus grande partie de la journée à fumer; depuis un mois environ, il éprouve souvent pendant la nuit des attaques de palpitations, avec oppression et douleur s'irradiant vers les épaules ; il cesse de fumer, les attaques nocturnes disparaissent complètement, en même temps les fonctions digestives deviennent meilleures. Au bout de trois mois, il revient à l'usage du tabac et les attaques se montrent de nouveau ; il met enfin complètement de côté la pipe et les accès d'angine de poitrine se dissipent pour ne plus revenir. »

Le tabac n'a pas une influence moins funeste sur la vue. M. *Huchingson*, chirurgien en chef du grand hôpital de Londres et le Dr Woods-Worth, ont confirmé ce qu'avait antérieurement avancé *Lanzoni*, que les grands fumeurs sont ceux qui présentent avec les buveurs le plus de cas d'amaurose. Un de nos plus habiles oculistes. *Sichel*, partageait cette conviction. L'action déplorable que le tabac exerce sur le système nerveux est telle que plusieurs médecins ont attribué à son abus le développement de l'épilepsie. Sir Charles Hastings dit n'avoir jamais vu de cas d'épilepsie aussi grave que celui d'un enfant de douze ans, qui avait pris l'habitude de fumer outre mesure, pendant deux années. Avant de connaître ce renseignement on l'avait traité par une multitude de remèdes, restés tous inefficaces, mais dès qu'il fut possible de mettre un terme à sa déplorable passion, il put guérir promptement de son mal. Certains aliénistes distingués, MM. *Guislain*, *Hagon* et *Calmeil* attribuent au tabac une influence directe sur le développement progressif des affections mentales compliquées de paralysie générale.

M. *Joly*, auquel nous avons fait de nombreux emprunts dans le cours de cette causerie, établit un rapport direct entre la fréquence des cas de folie et la consommation du tabac; il constate qu'en 1828, alors que l'impôt mis sur cette plante ne rapportait que 28 millions à l'État, les diverses maisons d'aliénés existant en *France*, ne renfermaient que 8,000 personnes, tandis qu'en 1842 l'impôt rapporte 180 millions et les asiles sont habités par 44,000 individus.

M. Joly attribue aussi à l'usage immodéré de la nicotiane la diminution alarmante des naissances relativement à la population depuis plusieurs années. Il y a peut-être quelque chose de trop absolu dans les opinions du savant hygiéniste.

Cependant, tout fumeur capable de s'observer lui-même, conviendra, s'il veut être sincère, que le tabac lui a fait une nature nouvelle, plus portée au rêve qu'à l'action, en un mot, le tabac est un poison pour l'intelligence. L'homme de génie, a dit *Gœthe*, ne peut cultiver la science et sa pipe.

Le Dr Bertillon, dans une statistique sur l'Ecole Polytechnique (1855-56), a trouvé que tous les fruits secs étaient grands fumeurs, tandis que les élèves occupant les premières places n'usaient que très-modérément de la pipe et du cigare.

Les hommes qui, intellectuellement, produisent beaucoup, écrivait naguère dans une de ses causeries, l'un des plus spirituels chroniqueurs du *Petit-Figaro*, M. *Théodore de Graves*, n'ont jamais fumé; nos grands orateurs, nos grands légistes, nos grands penseurs surtout, fument très-peu ou bien ils s'usent très-vite; si la raison oblige celui qui fume à demander à son esprit les ressources qu'il est en droit d'en attendre en état normal, il force le mécanisme, il ébranle les ressorts et provoque une perturbation qui, quelquefois, se traduit par un de ces exemples de folie, qui, de temps en temps, jettent un nom aimé et célèbre dans le monde des esprits sacrifiés...

Pour conclure, ajoute l'écrivain, je n'hésite pas à déclarer que fumer est un danger réel pour l'intelligence et surtout pour celle des gens qui, par métier, sont obligés de demander beaucoup à leur cerveau.

Notre éminent historien, *Michelet*, n'est pas non plus un enthousiaste du tabac. Ecoutez ce qu'il en pense :

« Qui calculerait ce qu'il nous a fait perdre par la vaine rêverie, l'inaction et l'énervation ? c'est un secours pour le travailleur en plein air, dans les lieux humides, pour le marin peut-être, mais pour tous les autres un fléau, une source de nombreuses maladies du cerveau, de la moelle et de la poitrine, d'une entre autres, la plus triste, de cracher toujours et partout. » (MICHELET, *Henri IV et Richelieu.* — Notes).

D'après toutes ces considérations, nous devons regarder l'habitude de fumer comme une coutume inutile et dangereuse pour tous ceux qui y sacrifient. Outre les inconvénients que je viens de vous démontrer, elle a encore, chez l'ouvrier, celui d'être l'objet d'une dépense considérable, qui ne s'aperçoit pas parce qu'elle se fait par sommes très-minimes, mais qui n'en est pas moins réelle, puisqu'elle monte presqu'au sixième du gain journalier.

Il est plus facile de signaler le mal que d'en tarir la source. En effet, on ne saurait proposer la suppression du tabac comme remède radical ; ce serait tenter l'impossible. Parmi les moyens propres à diminuer les progrès menaçants de l'abus de ce végétal, voici ceux qui nous semblent les plus réalisables :

1° Substituer dans le commerce, dût-on les payer fort cher, les tabacs du Levant, de Grèce, des Arabes, du Paraguay, du Brésil, etc., ne contenant que de faibles proportions de nicotine, aux tabacs plus ou moins saturés de ce principe toxique, ou dépouiller nos tabacs indigènes de leur excès de nicotine par des procédés chimiques particuliers (JOLY);

2° Éclairer la raison publique par des conférences, des cours d'hygiène, des communications dans les sociétés savantes (JOLY, DUMESNIL);

3° Défendre aux buralistes de vendre pipes, cigares et cigarettes aux enfants et aux adolescents (DUMESNIL).

M. le Comte d'Estaintot (1) pense que c'est surtout au médecin, admis à toute heure dans l'intimité des familles, qu'il appartient par ses conseils d'arracher la jeunesse aux habitudes prématurées de la pipe et du cabaret.

Il vient de se former à Paris (juillet 1869) une société de tempérance contre l'abus du tabac. Cette association a pour but de démontrer aux populations les inconvénients qui résultent de l'usage immodéré de cette plante. Il faut souhaiter que cette œuvre humanitaire, dont les promoteurs sont MM. *Blatin*, *Joly* et *Decroix*, obtienne des résultats satisfaisants.

(1) Congrès scientifique de France. — Bordeaux, 1862.

TABLEAU

DES

quantités de Nicotine existant dans les tabacs de diverses provenances (analyses récentes).

Tabac du Levant.........	» »	p. 100	de nicotine.
— de Grèce..........	» »	—	—
— de Hongrie........	» »	—	—
— des Arabes.	2 »	—	—
— du Brésil..........	2 »	—	—
— de la Havane.......	2 »	—	—
— du Paraguay.......	2 »	—	—
— du Maryland.......	2. 29	—	—
— d'Alsace...........	3. 21	—	—
— du Pas-de-Calais....	4. 96	—	—
— du Kentuky........	6. 9	—	—
— d'Ille-et-Vilaine	6. 20	—	—
— du Nord......... ...	6. 58	—	—
— de Virginie........	6. 87	—	—
— Lot-et-Garonne.. ..	7. 34	—	—
— du Lot...........	7. 36	—	—

(Joly, mémoire déjà cité).

HASCHISCH

(HERBE DES FAKIRS).

Le nom de Haschisch, que les Arabes ont donné au chanvre indien, veut dire herbe par excellence. Les vertus extraordinaires de cette plante furent découvertes par Haider, chef de tous les sceiks, en l'an 658 de l'hégire à Nichabour (Korasan). Chanté d'abord par les poètes arabes, il dut à son influence délétère sur la santé publique d'être proscrit pendant de longues années; il ne se releva de cet ostracisme que sous le règne d'Ahmed, sultan de Bagdad, qui le répandit au Kaire, en l'an 815 de l'hégire. Cette drogue devint bientôt d'un usage général. S'il faut en croire les historiens, les effets du haschisch seraient connus depuis la plus haute antiquité. Le fameux breuvage dont parle Homère, ce nepenthes que les femmes de Diospolie donnaient pour dissiper la colère et le chagrin, ne serait autre que le *cannabis indica* et la substance enivrante à l'aide de laquelle le Vieux de la montagne, célèbre personnage du temps des Croisades, obtenait le dévoûment fanatique de ses sectaires, avait le *Haschisch* pour base. C'est avec l'écorce, les feuilles, les fleurs, les graines du chanvre indien, tantôt isolées, tantôt réunies, souvent jointes à d'autres substances, telles que le beurre, le miel, les cantharides, le musc, les pistaches, etc. que les orientaux préparent les poudres, les pastilles, les breuvages qui doivent leur procurer les rêves les plus agréables et l'oubli de leurs maux (1).

Le haschisch produit une ivresse dont l'intensité est en rapport avec la proportion du principe résineux que contient le chanvre qui a servi à sa préparation ; elle est caractérisée par un état d'extase tout particulier, pendant lequel apparaissent des hallucinations de toutes sortes, mais sans phénomènes convulsifs (BECQUERET). L'abus amène de la prostration, de l'incertitude dans la marche. de la torpeur, de la stupidité et enfin de la folie. On a vu l'ingestion de cette substance déterminer parfois un délire furieux pouvant porter aux actes les plus regrettables : le viol, l'assassinat et le suicide.

Les feuilles de chanvre se fument comme le tabac. « A cet effet et malgré la défense religieuse, les Arabes se réunissent dans des établissements publics nommés cafés des *Achechs* ; là, couchés à demi sur une natte, ils aspirent la vapeur narcotique avec lenteur, la laissent séjourner dans la bouche comme pour mieux la savourer, puis l'avalent ; il en est qui fument ainsi des heures entières sans proférer une parole et paraissent étrangers à ce qui se passe autour d'eux. » (M. LARUE DUBARRY.)

L'espèce de rêve, produit par le haschisch, porte chez les Arabes le nom de Kieff et chez les Européens celui de *Fantasia*.

(1) Ces préparations sont connues sous les noms de *Dawamesck*, *Bang*, *Churrus*, *Gunjach*, etc., le *Dawamesck*, extrait gras au beurre mélangé avec le sucre, pistaches, amandes aromatiques, musc ou cantharide, est le plus fréquemment employé.

Permettez-moi d'emprunter à la thèse de M. De Courtive (Paris, septembre 1847), le récit d'un des rêves étranges qu'il éprouva en expérimentant sur lui-même la résine du chanvre indien.

« Le 22 mai 1847, je pris deux pilules de résine, de 0,05 centigrammes à quatre heures, dans une tasse de café; à six heures, je me pose sur mon lit, les yeux fermés; tout-à-coup j'éclate de rire à la pensée qu'une seconde apparition du haschisch se fait sur la terre ; je vois une immense réunion de tous les peuples qui défilent devant moi en me saluant profondément. Les Orientaux, pour avoir trop pris de *Haschisch*, ont été vaincus par les Français. Un seul Arabe demeure, il est taillé sur des proportions si gigantesques que tous les champions réunis ne peuvent réussir à l'abattre ; à cet instant je suis si étonné de ce que je vois, que je me lève et regarde à ma fenêtre, d'où l'on voit réellement les plus beaux monuments de Paris : alors ma *fantasia* s'évanouit, je referme les yeux et elle reparaît : j'aperçois mon Bedouin un pied sur le *Panthéon* et l'autre sur Notre-Dame ; il fait manœuvrer un immense sabre et fauche à plaisir les têtes récalcitrantes ; la terreur se répand parmi les masses, un nouveau Labarum paraît ; au lieu d'une croix et de *L'hoc signo vinces*, je vois deux énormes géants; l'un, aux traits mâles et terribles, avec un corps svelte et nonchalant, efféminé ; l'autre, aux traits de femme, à l'expression bienveillante, et le corps robuste. Le mot *choisissez*, est écrit sur une auréole d'arc-en-ciel, qui grandit, se divise, fond et reparaît superbe et éblouissante au-dessus de leur tête : ils se regardent amicalement et semblent voués au destin ; on voit que, s'ils vont se battre, c'est qu'ils y sont poussés irrésistiblement. Le monstrueux Bedouin, véritable *Méphistophélès,* loin d'agir en *Horace,* alors même qu'il s'agit de l'humanité entière dans l'attente de son sort, les fascine du regard, effrayés, éperdus : l'instinct de la conservation l'emporte, les bons sentiments dominent, ils se donnent la main et s'embrassent. Le Bedouin, qui attendait un combat meurtrier en est mystifié et tranche les deux têtes ; il met celle de l'homme au corps féminin à la place de celle de l'homme au corps masculin et l'harmonie se trouve ainsi rétablie sans douleur entre ces deux êtres. »

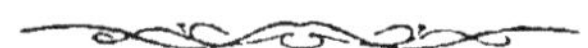

OPIUM.

On désigne sous le nom d'*opium* le suc épaissi fourni par les capsules du pavot blanc (*papaver somniferum, var, album*). On le tire surtout de l'Egypte et de l'Anatolie. Les Musulmans et la plupart des peuples de l'Orient, auxquels leur religion défend l'usage du vin, se servent de l'opium comme d'un moyen enivrant; ils s'y habituent progressivement et en prennent à la fin des doses considérables. Quelques-uns finissent par se tenir ainsi dans un état d'ivresse perpétuelle et tombent dans le marasme le plus profond. L'opium est employé de deux manières : *On le mange, on le fume.* En Turquie, les mangeurs d'opium l'avalent sous forme de pilules. Bientôt après son absorption, se déclare une sorte d'ébriété caractérisée d'abord par des symptômes d'excitation rapidement suivie de dépression et d'un sommeil léthargique. On a vu des individus avaler jusqu'à 5 grammes d'opium par jour. Ces excitations répétées émoussent la sensibilité ; les forces se perdent, l'appétit disparaît, les digestions deviennent mauvaises, etc. Au bout d'un certain temps, on voit se développer l'incapacité du travail, la stupidité, auxquelles ne tardent pas à se joindre la décrépitude et la mort.

L'habitude de fumer l'*opium* est surtout en usage chez les Malais, les Indiens et les Chinois, etc. Pour être fumée cette résine a besoin de subir une préparation préalable qui doit la dépouiller des matières étrangères qu'elle contient à l'état brut. En conséquence, on dissout l'opium dans une petite quantité d'eau et l'on filtre le liquide à travers du papier. Cette solution est amenée ensuite par l'évaporation à la consistance d'extrait; c'est cet extrait, dont le fumeur fait usage. « La pipe du fumeur d'opium consiste en un tuyau formé d'une portion de bambou comprise entre deux articulations. L'une des extrémités est ouverte et l'autre est naturellement fermée par l'articulation. Près de cette extrémité est une ouverture latérale garnie d'une monture en cuivre ou en argent, à laquelle on adapte une espèce de godet en forme de boule ou d'urne creuse percée à son sommet d'un très-petit trou. » (BOTTA). Pour fumer avec cet instrument, on prend à l'aide d'une longue aiguille une goutte d'extrait d'opium que l'on fait sécher au-dessus de la flamme d'une petite lampe à mèche très-fine alimentée avec de l'huile d'amandes douces (qui brûle sans fumée). Quand la matière commence à se gonfler, on la place sur le godet et on l'allume entièrement. On aspire lentement la fumée, on l'avale et on ne la rend qu'après l'avoir conservée un certain temps. Une pipe ne dure pas plus d'une minute. Elle se termine en vingt ou trente aspirations.

Quand l'extrait est bien fait, la saveur de la fumée est assez semblable à celle des noisettes ; son odeur est suave et très-douce ; elle ne laisse aucun dégoût dans la bouche. La quantité d'opium qu'un fumeur peut consommer journellement varie selon les individus; le plus grand nombre fument de 10 à 20 grammes, mais la tolérance peut atteindre des limites extraordinaires, car M. *Libermann* parle de certains habitués qui pourraient en fumer jusqu'à 200 grammes par jour. On commence généralement à fumer l'opium vers dix-huit ou vingt ans. Les classes qui, en Chine, fournissent le plus de fumeurs, sont celles des mandarins ou lettrés et celle des ouvriers ; la classe moyenne montre plus de réserve (1).

Malgré les édits de l'empereur, les boutiques destinées à la vente de l'opium sont très-nombreuses; ces fumoirs ont pour enseigne la feuille de papier maculé de jaune qui a servi à filtrer l'extrait sirupeux.

Le soir, après les travaux de la journée, on voit une foule de malheureux accourir vers ces bouges pour y satisfaire leur abominable passion; chacun de ces taudis contient une vingtaine de lits-de-camp, recouverts de *nattes,* sur lesquels les fumeurs se couchent la tête appuyée sur un rouleau de paille, la pipe à la bouche et une tasse de thé à portée de la main. Les riches ont des fumoirs décorés avec le luxe le plus somptueux.

Les accidents produits sur l'organisme par la fumée d'opium ont beaucoup de ressemblance avec ceux que déterminent les liqueurs alcooliques ; on les distingue en primitifs *(narcotisme aigu)* et consécutifs *(narcotisme chronique).*

EFFETS PRIMITIFS

L'opium produit sur les sujets qui ne sont pas encore accoutumés à son usage un état de langueur particulier, avec tendance à la somnolence, tremblement des mem-

(1) *Figuier*, année scientifique 1863. Les fumeurs d'opium en Chine.

bres ; la marche est titubante, le pouls se déprime, la respiration devient embarrassée ; bientôt survient un certain degré d'excitation du cerveau ; les idées gaies se présentent en foule, le fumeur est loquace, etc. ; mais, après quelques heures de ce bien-être agréable, il succombe au sommeil pour se réveiller, fatigué et hébêté comme au réveil de l'ivresse alcoolique.

Quand l'habitué dépasse sa dose ordinaire, on voit souvent éclater un délire furieux, assez semblable au *delirium tremens*, délire pendant lequel le malheureux se livre aux actes de violence les plus blâmables. L'ivresse opiatique (narcotisme aigu) se termine souvent par la mort occasionnée par une congestion cérébrale ou pulmonaire.

EFFETS CONSÉCUTIFS.

Les individus qui se livrent sans réserve au redoutable plaisir de fumer l'*opium*, ne tardent pas à présenter les symptômes du *narcotisme chronique*. Leur face est pâle, leurs yeux s'excavent et prennent une expression d'hébétude caractéristique, l'appétit devient capricieux, l'estomac rejette les aliments, le corps s'amaigrit, les fonctions génitales s'affaiblissent, la mémoire se perd, l'intelligence disparaît, le malade est sujet à d'atroces hallucinations (qui le portent fréquemment à attenter à ses jours), enfin, arrive la prostration des forces et la mort.

« La passion de l'opium est cent fois plus irrésistible que celle des alcooliques ; une fois engagé dans cette voie, il n'y a plus de salut, la volonté, la résistance morale sont bientôt complètement énervées. » (Bouchardat).

Un auteur anglais *Thomas de Quincey*, dépeint longuement dans ses mémoires, traduits par *A. de Musset* (1), les tortures qu'il eut à subir pour se guérir de cette fameuse habitude.

(1) Confessions ofs an englisch, by Thomas de Quincey. *L'Anglais mangeur d'opium*, traduit de l'anglais par A. de Musset, in-12. Paris, 1828.

ROUEN, IMP. GIROUX, RUE DE L'HOPITAL, 25.

www.ingramcontent.com/pod-product-compliance
Ingram Content Group UK Ltd.
Pitfield, Milton Keynes, MK11 3LW, UK
UKHW020459230726
13925UKWH00005B/2032

9 782014 035742